DE

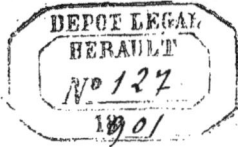

L'APPENDICITE

AU COURS DE LA GROSSESSE

PAR

Paul MASSAREL

DOCTEUR EN MÉDECINE

MONTPELLIER

IMPRIMERIE Gustave FIRMIN et MONTANE

RUE FERDINAND-FABRE ET QUAI DU VERDANSON

—

1901

DE

L'APPENDICITE

AU COURS DE LA GROSSESSE

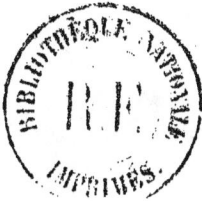

PAR

Paul MASSAREL

DOCTEUR EN MÉDECINE

MONTPELLIER
IMPRIMERIE Gustave FIRMIN et MONTANE
RUE FERDINAND-FABRE ET QUAI DU VERDANSON
—
1901

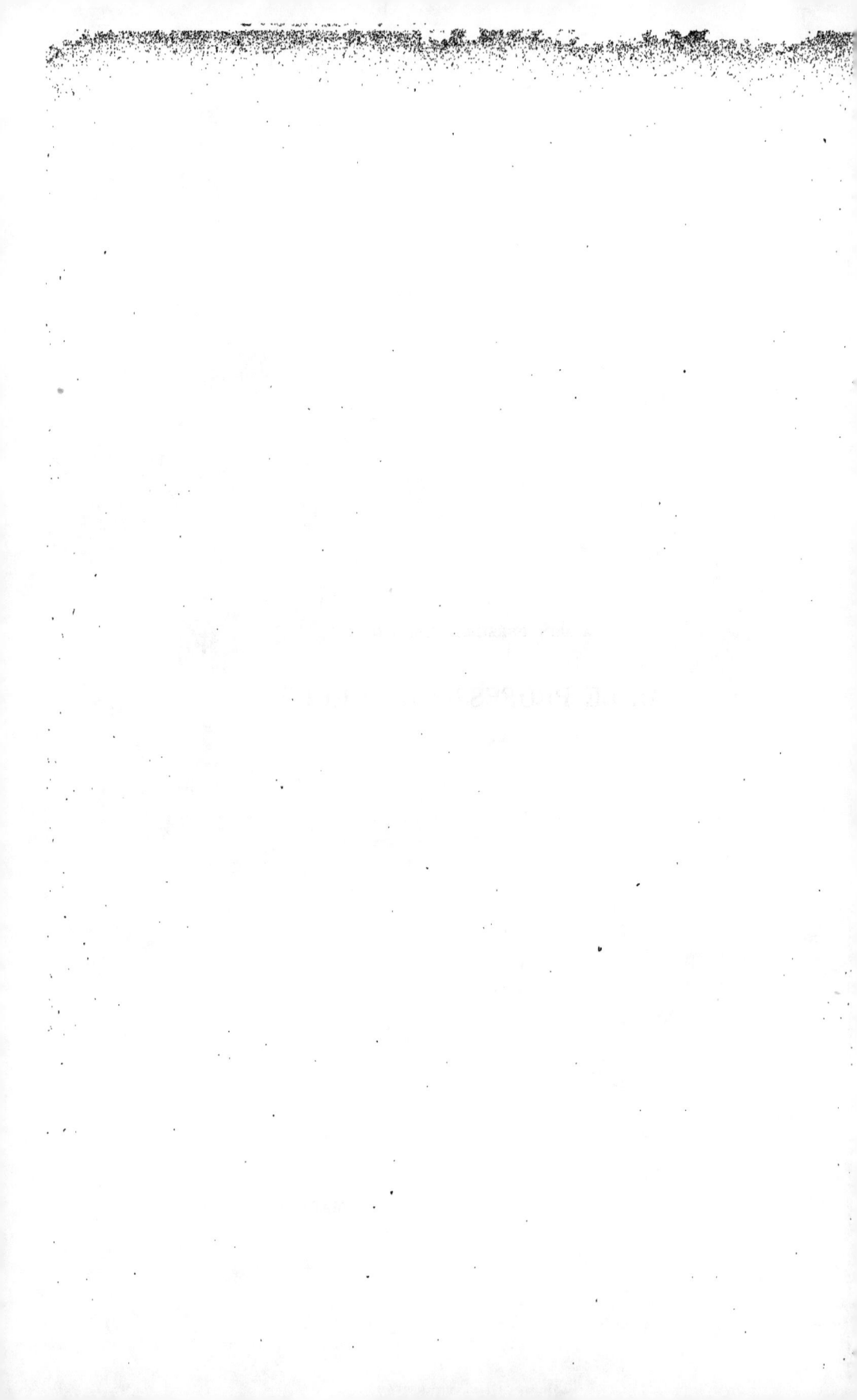

AVANT-PROPOS

Avant de commencer ce travail, qui doit être la fin de nos études, nous tenons à rappeler ici la profonde reconnaissance que nous avons contractée envers tous ceux qui ont formé notre instruction et notre éducation médicales et dont les conseils nous ont été et nous seront toujours d'une si grande utilité.

Que M. le professeur Forgue veuille recevoir ici l'expression bien sincère de tous nos remerciements pour avoir bien voulu nous faire le très grand honneur d'accepter la présidence de notre thèse.

Nous tenons aussi à remercier tous nos Maîtres de la Faculté de Montpellier pour le bon enseignement qu'ils nous ont donné et pour la haute bienveillance qu'ils nous ont montrée pendant notre séjour dans cette ville.

MM. les professeurs Grasset, Brousse, Rauzier, ont droit aussi à nos plus sincères remerciements ; qu'ils soient persuadés que nous sentons tout le prix de l'honneur qu'ils nous font en faisant partie de notre jury.

VI

M. le docteur Bordier, directeur de l'Ecole de médecine de Grenoble, qui nous montra toujours la plus grande bienveillance, nous permettra de lui adresser nos plus sincères remerciements.

Notre gratitude est acquise à tous nos professeurs de l'Ecole de Grenoble, qui firent tous leurs efforts pour nous aplanir les difficultés du début et dirigèrent nos pas dans l'art difficile de guérir

INTRODUCTION

De l'appendicite au cours de la grossesse, tel est le sujet de notre travail. Dans ces quelques pages, nous nous sommes proposé d'étudier l'appendicite survenant comme complication au cours de la grossesse.

Dans le chapitre de l'étiologie, après avoir essayé de montrer que la grossesse prédispose à l'appendicite, nous avons étudié par quel mécanisme pathogénique cette dernière était influencée par la grossesse ; puis nous nous sommes demandé comment l'appendicite pouvait agir sur l'utérus gravide.

Passant ensuite à l'étude clinique de l'appendicite puerpérale, nous avons montré la gravité de cette affection en insistant particulièrement sur l'état du pouls, sur la température et principalement sur l'existence, dans certains cas, d'hématémèses. Nous plaçant alors au point de vue pratique, nous avons étudié le diagnostic différentiel de cette affection. Nous avons montré ensuite, dans un chapitre spécial, combien le pronostic était sévère pour la mère et pour l'enfant si l'on n'intervenait pas chirurgicalement.

Dans un dernier chapitre, tout en conseillant une intervention chirurgicale, nous avons insisté pour qu'elle ait lieu aussitôt qu'est posé le diagnostic d'appendicite.

DE L'APPENDICITE

DE LA GROSSESSE

ETIOLIOGIE DE L'APPENDICITE PUERPÉRALE

A en juger par le nombre encore restreint des faits d'appendicite puerpérale épars dans la littérature médicale on serait tenté de croire qu'il s'agit d'une complication rare de la grossesse. La pénurie relative d'observations tient à deux faits : l'affection dont nous entreprenons l'étude est restée inconnue jusqu'en 1890 et, même à partir de cette époque, son étude est restée la propriété à peu près exclusive des chirurgiens et des accoucheurs américains, jusqu'en 1897 et 1898, moment où MM. les professeurs Pinard et Dieulafoy ont attiré sur elle l'attention du public médical. Pour expliquer ces faits deux théories ont été données : la majorité des auteurs, avec le professeur Pinard, pensent que l'appendicite puerpérale, méconnue des cliniciens, constituait une des variétés de la « péritonite de la grossesse », à laquelle on reconnaissait pour cause la rupture d'adhérences problématiques, le froid, etc...

Dernièrement, dans une communication à l'Académie de Médecine, s'appuyant, d'une part, sur une statistique comparative de la fréquence des abcès de la fosse iliaque pendant ces dernières années et, d'autre part, sur l'extension simultanée de l'appendicite et de l'alimentation carnée, M. Lucas-Championnière a soutenu l'opinion que l'appendicite constitue réellement une maladie nouvelle.

Nous ne pouvons pas, à l'heure actuelle, établir de statistiques probantes nous permettant d'indiquer d'une façon mathématique la fréquence de l'appendicite au cours de la grossesse ; pour que cela fût possible il faudrait que cette complication fût connue de tous depuis un temps assez long et fût l'objet d'une publication chaque fois qu'elle se rencontre ; il est loin d'en être ainsi.

Mais ce que nous pouvons et devons dire, c'est que l'appendicite puerpérale est loin d'être aussi rare que certains auteurs l'ont prétendu. Déjà, en 1898, c'est-à-dire à l'époque où cette complication avait été presque exclusivement étudiée par quelques chirurgiens et accoucheurs américains, le professeur Pinard pouvait apporter une statistique portant sur 35 cas, dont le plus ancien remontait à 8 ans. En un seul mois il pouvait en observer trois cas dans sa clientèle privée ; en 1890, il pouvait communiquer à l'Académie six nouveaux cas, dont quatre personnels. En peu de temps M. Vinay a eu l'occasion de traiter quatre malades atteintes d'appendicite puerpérale. Dans un travail récent, Abrahams a relaté 15 faits personnels. Donc, même en tenant compte de la pratique

considérable des auteurs que nous venons de citer, le
praticien doit bien se garder de considérer comme im-
probable l'obligation dans laquelle il pourrait se trouver
de donner ses soins à une femme atteinte de cette redou-
table complication de la grossesse.

La grossesse a-t-elle une influence étiologique sur
l'appendicite? MM. Vinay et Fraenckel, et avec eux bon
nombre de ceux qui ont étudié la question, ont répondu
par la négative. Les cas d'appendicite puerpérale sont,
dit-on, très peu nombreux pour qu'on puisse voir dans la
grossesse une cause d'appendicite.

La grossesse est incapable par elle-même de produire
« l'infection des parois de l'appendice par le coli-bacille
devenu virulent ; infection qui est la véritable cause de
l'appendicite et qui relève, soit d'une entérite du gros
intestin, soit d'une torsion de l'appendice, soit de la présence d'un corps étranger ». (M. Vinay). Lorsque l'appendicite survient au cours de la grossesse, il s'agit d'une
simple coïncidence ; bien plus, la femme enceinte chez
qui la ponte ovarienne, cause occasionnelle si fréquente
de l'appendicite, est supprimée, serait moins exposée à
l'appendicite que la femme non gravide. Tous ces argu-
ments ne sauraient entraîner la conviction. Considérer
que la grossesse ne peut reproduire les conditions patho-
géniques de l'exaltation de virulence du coli-bacille, c'est,
il nous semble, préjuger de la question. Le fait que les
cas d'appendicite puerpérale observés sont en petit nombre ne constitue pas non plus un argument suffisant : de
ce qu'une complication est rare au cours de la grossesse,
il ne saurait résulter qu'elle en soit indépendante, et
d'ailleurs l'appendicite puerpérale est-elle si rare ? Le

nombre des observations publiées va sans cesse en augmentant rapidement.

Le Professeur Dieulafoy admet que « l'appendicite semble favorisée par la grossesse ». Plusieurs faits viennent à l'appui de son opinion. Il existe des cas dans lesquels l'appendicite, survenant pendant le post-partum, semble en relations évidentes avec une infection utérine ; le fait n'est pas constant, nous le verrons, mais il est réel. M. Tuffier a vu les accidents d'appendicite se reproduire à chacune des trois grossesses d'une femme qui ne présentait aucun accident de ce genre en dehors de la gestation. M. Legendre a publié l'histoire d'une malade atteinte d'appendicite chronique à marche remarquablement bénigne qui fut prise de symptômes graves à chacune de ses deux grossesses et dut être opérée pendant l'évolution de la seconde.

Mais si l'on peut admettre que la grossesse prédispose à l'appendicite, le mécanisme pathogénique par lequel s'exerce son influence est sujet à discussion. Le Professeur Dieulafoy dit : « D'une façon générale la pathogénie de l'appendicite est invariable ; il faut en revenir toujours au primum movens de l'appendicite, c'est-à-dire à la transformation d'une partie du canal appendiculaire en cavité close, cavité close qui devient le laboratoire où s'effectue l'exaltation de virulence et de toxicité cause de tous les accidents. Or il s'agit justement de savoir si la grossesse n'a pas une influence directe sur ce processus appendiculaire. Je croirais volontiers que la lithiase, qui est un des agents de l'appendicite, peut être mise sur le compte de la grossesse au même titre que d'autres lithiases, notamment la lithiase biliaire. Je ne dis pas que toute appendicite puerpérale soit d'origine calculeuse, il s'en faut, mais les deux appendicites puerpérales que j'ai observées étaient l'une et l'autre calculeuses ».

Appliquant leurs idées sur la pathogénie de l'appendicite en général, d'autres auteurs ont fait de l'appendicite puerpérale la propagation d'une infection à point de départ intestinal aux parois de l'appendice avec ou sans oblitération de ce dernier. Ce sont surtout ces auteurs qui ont attiré l'attention sur le côté de la constipation opiniâtre qu'on observe fréquemment au cours de la grossesse et sur l'entérite muco-membraneuse ou lithiasique. Leur opinion semble corroborée par une observation du Professeur Budin, dans laquelle l'appendicite survenant au cours d'une grossesse paraît avoir été en rapport avec l'ingestion de sublimé, observation comparable à celle de M. Reclus, dans laquelle un lavement de sublimé avait également provoqué des accidents d'appendicite. Mais il est une remarque importante, qui permet de mettre en doute le mécanisme pathogénique dont nous nous occupons : le Professeur Pinard a insisté sur l'absence complète de troubles digestifs antérieurs dans certains cas d'appendicite puerpérale.

Au lieu que les anses d'intestin grêle pourvues d'un long méso peuvent fuir et se déplacer pour permettre à l'utérus gravide de se développer, l'appendice, rattaché au cœcum immobilisé contre la paroi abdominale postérieure par un revêtement péritonéal incomplet, surplombe le bassin ; il est possible qu'ainsi placé entre un organe fixe, le cœcum, et un organe contractile et à développement progressif, l'utérus, il se peut, disons-nous, que l'appendice subisse, à un moment donné, une torsion, une coudure ou une inflexion d'où résulteront la transformation de son canal en cavité close et par suite une réaction inflammatoire de ses parois. Ce n'est qu'une hypothèse, car trop souvent dans les observations d'appendicite puerpérale, l'état, la direction, la situation de l'appendice sont passés sous silence.

Envisageant la question sous le rapport inverse à celui sous lequel nous venons de l'étudier, nous devons nous demander par quel mécanisme l'appendicite une fois existante peut agir sur l'utérus gravide.

Sans vouloir nous perdre dans des généralités, il nous est nécessaire d'indiquer la nature de l'appendicite : c'est une maladie de cause infectieuse à manifestations non-seulement appendiculaires, mais encore péri-appendiculaires et générales. Elle reconnaît comme causes immédiates la multiplication et l'exaltation de virulence des microbes non pathogènes qui existent, à l'état normal, à la surface de la muqueuse appendiculaire : bactérium-coli, streptocoque, etc... ; nous laissons de côté les agents spécifiques : bacille de Koch, par exemple. Mais l'infection ne reste point cantonnée : que les parois de l'appendice soient ou non perforées, les microbes créent une infection de voisinage, en particulier dans le péritoine ; c'est là un fait très précoce, comme le démontre la présence de sérosité ou de pus autour de l'appendice dans des cas où les accidents d'appendicite sont de date toute récente. De plus, charriés dans le système lymphatique et dans le torrent sanguin, les agents pathogènes peuvent créer une infection générale, une véritable septicémie à manifestations suppuratives ou autres. Cette septicémie ne se produit pas dans tous les cas, ou du moins on n'en trouve pas

toujours des traces (abcès du foie, de la plèvre, etc..)
Mais ce qui est constant, c'est le passage dans l'orga-
nisme de toxines fabriquées au niveau du foyer primitif :
cette infection générale, elle aussi, mais constante et seulement variable dans son intensité, doit être distinguée de
la septicémie ; elle mérite le nom de toxhémie.

Nous ne nous attarderons pas à discuter l'influence
exercée sur la grossesse par l'appendicite considérée en
tant que maladie fébrile et douloureuse : la fièvre n'est
qu'un symptôme d'infection ; l'appendicite est une maladie
à infection à la fois locale, propagée et générale ; c'est en
tant qu'infection qu'elle agit sur la grossesse.

Clado de Bonnecken, Oker, Blumklecki ont montré la
puissance migratrice des bactéries, qui pullulent dans un
segment intestinal transformé en cavité close, comme le
sont la hernie étranglée et, soit d'une façon primitive,
soit d'une façon secondaire, l'appendice enflammé. Nous
pouvons donc d'abord nous demander si ces bactéries ne
peuvent pas pénétrer directement à travers la paroi utérine jusqu'à l'œuf.

Nous devons d'abord faire remarquer que les auteurs
précédents ont étudié la migration du bactérium-coli,
soit dans la lumière des systèmes glandulaires, soit au
travers des parois intestinales. Malgré les modifications
que leur imprime la grossesse, l'épaisseur et la densité
du muscle utérin, d'une part, et la résistance des membranes ovulaires, d'autre part, doivent *a priori* opposer
de sérieux obstacles à une migration directe des microbes pathogènes. De plus, toutes ces parois ont gardé
leur structure normale. Il ne s'agit plus des parois œdé-
matiées, à circulation précaire qu'on trouve dans une

hernie étranglée ou dans une appendicite. Pour qu'on pût admettre l'hypothèse d'une migration directe, malgré les objections que nous venons de faire, il faudrait des constatations anatomo-pathologiques, elles n'existent pas.

Pour celui qui connaît l'énorme développement des vaisseaux lymphatiques de l'utérus gravide, transformé suivant une heureuse comparaison en une éponge lymphatique, il est facile de penser qu'il y a là une voie toute préparée pour la propagation de l'infection appendiculaire à l'utérus. D'autre part, la richesse du réseau lymphatique dans l'épaisseur des parois de l'appendice, le nombre des follicules qui font de cet organe un véritable « organe lymphoïde » ; enfin, le fait que dès le premier moment de leur migration pariétale, les microbes venus de la cavité appendiculaire vont rencontrer un riche réseau, lymphatique, dans l'intérieur duquel se trouvent des éléments avec lesquels ils auront à lutter, mais qui leur serviront aussi de véhicule, tout cela ne vient-il pas corroborer l'hypothèse de la transmission de l'infection appendiculaire à l'utérus par l'intermédiaire de la voie lymphatique? Dans cette théorie cependant, un point reste obscur, c'est celui du trajet lymphatique suivi par l'infection allant de l'appendice à l'utérus.

Dans une communication à la Société de biologie, en 1892, M. Clado a décrit, sous le nom de ligament appendiculo-ovarien un repli péritonéal falciforme reliant le méso-appendice au bord supérieur du ligament large, repli dans l'épaisseur duquel des injections de mercure ou de substance colorée ont révélé l'existence de vaisseaux reliant le système lymphatique de l'appendice à celui de la trompe et de l'ovaire. Hector Treub a même vu dans cette disposition anatomique la cause de la rareté relative de l'appendicite chez la femme : le réseau lymphatique du ligament large jouant le rôle de déversoir pour les agents microbiens facteurs de l'infection appendiculaire qui viennent y perdre leur virulence. On pourrait retrouver, dans les vaisseaux anastomotiques dont nous venons de parler, le chemin parcouru par les microbes dans la migration de l'appendice vers l'utérus, si M. Lafforgue n'était pas venu démontrer que le ligament décrit par M. Crado, loin d'être constant, existe seulement sur 20 sujets sur 100. On peut, il est vrai, penser que la migration se fait à travers les vaisseaux lymphatiques de nouvelle formation qui existent dans l'épaisseur d'adhérences péritonéales entourant l'appendice enflammé. La propagation de l'infection appendiculaire à l'utérus ne saurait-elle se produire en dehors des cas où le ligament appendiculo-ovarien existe et de ceux où il existe des adhérences péritonéales réunissant l'appendice à l'utérus ? Nous croyons qu'il serait téméraire de l'affirmer.

Pendant la grossesse, le pavillon de la trompe, participant au mouvement ascensionnel du fond de l'utérus dans la cavité abdominale, se rapproche de l'appendice ; ce voisinage joint à l'abouchement direct de la trompe dans le peritoine infecté par l'ostium abdominale, permettent de supposer que l'infection appendiculaire peut se propager par la trompe jusqu'à l'utérus. De fait, M. Bouveret, de Lyon, a rapporté une observation très

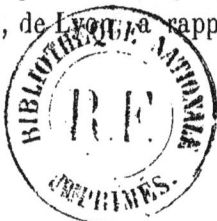

2

intéressante consignée dans la thèse de M. Bouillier, qui
semble venir à l'appui de cette opinion : « Une femme
atteinte d'appendicite puerpérale perd, avant la rupture
de la poche des eaux, une notable quantité de liquide
purulent, absolument comme s'il s'agissait de l'évacuation d'un abcès collecté entre la paroi utérine et les
membranes de l'œuf, et malgré les précautions antiseptiques prises pendant le travail, manque de succomber à
une septicémie grave d'origine utérine. » Ce cas n'est pas
absolument démonstratif, l'évacuation de lymphe puru-
lente avant la rupture de la poche des eaux, n'a été
constatée que par la malade : les preuves anatomiques
manquent.

Une dernière question se pose : l'appendicite agit-elle
sur l'utérus gravide en tant qu'infection générale ? et
dans ce cas son action est-elle celle d'une septicémie ou
celle d'une toxhémie ? On trouve une constatation importante dans une observation du professeur Pinard, ter-
minée par la mort de la mère et de l'enfant : « l'autopsie
de l'enfant n'a pu être pratiquée, mais le sang recueilli
dans un des vaisseaux du cordon et ensemencé a fourni
des cultures pures de coli-bacille. Bien que l'examen
bactériologique n'eût pas été pratiqué sur les organes
maternels, il est bien vraisemblable d'admettre qu'il y
avait du coli-bacille dans la cavité péritonéale par suite
de la perforation intestinale. » Dans ce cas, l'appendicite
avait donc agi comme septicémie. Ce n'est point un fait
général ; le professeur Dieulafoy conclut à l'influence de
la toxhémie, dans un cas d'avortement dû au développement d'une appendicite puerpérale, l'examen du liquide

amniotique et de fragments placentaires n'ayant point permis de constater la présence de microbes.

En résumé, il nous semble impossible d'indiquer d'une façon ferme le mécanisme par lequel l'appendicite, survenant au cours de la grossesse, peut influencer cette dernière. Les deux théories les plus admissibles sont celles d'une propagation infectieuse par la voie lymphatique (infection de voisinage), ou par la voie sanguine (infection générale : septicémie et toxhémie). Peut-être faut-il être éclectique et admettre un mécanisme variable suivant l'intensité de l'infection générale : quand celle-ci est très marquée, l'utérus est infecté soit par les microbes, soit par les toxines ; quand elle est moindre, les microbes peuvent encore pénétrer dans les couches superficielles de l'utérus soit par migration directe au travers du péritoine dont l'épithélium est altéré, soit par l'intermédiaire des lymphatiques utéro-ovariens, soit enfin par les lymphatiques situés dans l'épaisseur des adhérences péritonéales.

Quand on a commencé à étudier l'appendicite qui survient parfois pendant le post-partum, on a été frappé de la coexistence de cette complication avec des symptômes d'infection utérine, et les théories que nous venons d'indiquer pour la pathogénie de l'appendicite survenant pendant la grossesse ont été appliquées : les uns ont parlé de la propagation de l'infection utérine par la voie tubaire ; les autres, de sa propagation par la voie lymphatique ; seul, le sens de la propagation serait changé. Quoi qu'il en soit, de ces théories sur la valeur desquelles l'accord est bien loin d'être fait, il y a des cas dans lesquels l'ap-

pendicite qui survient pendant le post-partum est indépendante de toute infection utérine : cela n'est pas seulement intéressant au point de vue didactique, mais au
point de vue de la responsabilité du médecin qui a fait
l'accouchement.

ETUDE CLINIQUE DE L'APPENDICITE
PUERPÉRALE

L'appendicite peut compliquer la grossesse dans toutes ses périodes ; on l'a signalée chez des femmes enceintes de quelques semaines, aussi bien que 20 et 28 jours après l'accouchement.

Elle survient brusquement, sans cause apparente ; plus rarement elle se rattache à' une cause occasionnelle, le traumatisme par exemple. Dans une observation du professeur Budin, on trouve signalé le heurt contre l'angle d'un meuble. Dans un fait rapporté par Abrahams (*Americ. Journ. of Obstetric*, 1897), la femme était impliquée dans une bagarre violente, où elle avait reçu de nombreuses contusions sur tout le corps, mais en particulier dans la région de la fosse iliaque droite ; l'appendicite se déclara quelques heures après. Les cas de ce genre, où le traumatisme est en jeu, sont assez nombreux. D'autres fois l'appendicite s'est déclarée à la suite de l'ingestion d'aliments avariés, d'un repas trop plantureux, etc...

Le froid a été également incriminé. Il est important de connaître toutes ces circonstances dans lesquelles survient l'appendicite parce que trop fréquemment le médecin leur accorde une importance qu'elles n'ont pas, songe à un traumatisme, à une indigestion, à un refroidissement, méconnaissant ainsi la véritable nature de l'affection, au grand détriment de la malade.

La variété symptomatique de l'appendicite dans ses débuts contribue également à rendre le diagnostic délicat. Si le plus souvent une douleur dans la moitié droite du ventre, particulièrement dans la fosse iliaque et plus spécialement encore au point de Mac Burney, ouvre la scène, attirant ainsi l'attention du médecin sur une affection de l'appendice, trop souvent aussi cette douleur occupe tout le ventre ou siège en un point anormal. Le professeur Pinard l'a rencontrée trois fois au niveau du foie et une autre fois dans la région inguinale. L'appendicite peut encore débuter d'une façon plus trompeuse par des troubles digestifs simulant une simple indigestion (coliques, nausées, vomissements, diarrhée).

Bientôt surviennent une élévation de température, le plus souvent modérée, atteignant 38°, et une accélération du pouls, qui doivent attirer l'attention : « Il faut se méfier, chez les femmes enceintes, de toute indigestion provoquant des vomissements suivis de fièvre, et penser dans tous ces cas à l'appendicite. » (M. Pinard).

A sa période d'état, l'appendicite gravidique se manifeste par les signes suivants : les traits sont altérés, la température oscille entre 38°5 et 40°5 ; l'intensité de ces manifestations d'un mauvais état général n'est pas toujours proportionnelle au degré d'altération de ce dernier : l'aspect du visage peut rester normal ; la température peut se maintenir aux environs de 37°, bien qu'il existe des lésions étendues et même mortelles ; les

altérations du pouls présentént sous ce rapport un intérêt bien supérieur : sa rapidité, son irrégularité, sa
faiblesse, indiquent la gravité de l'infection.

Les vomissements n'existent pas dans tous les cas.
Dans sa thèse, M. Jarca les trouve signalés dans dix
observations sur vingt-huit ; il est probable qu'ils sont
plus fréquents, mais les auteurs oublient de les signaler.
Quand ils existent, ces vomissements sont alimentaires,
bilieux ou hémorragiques. Ces derniers méritent une
attention toute spéciale ; le professeur Dieulafoy a attiré
spécialement l'attention sur eux dans une leçon clinique
récente. Les vomissements noirs surviennent dans les
appendicites graves ; ils coïncident avec des symptômes
d'infection générale, tels que le subictère, l'urobilinurie, etc. ; l'ensemble symptomatique ainsi constitué a
été désigné sous le nom de *vomito negro appendiculaire*.
Le plus grand nombre des appendicites dans lesquelles
il y a eu des vomissements noirs s'étant terminé par la
mort, on comprend la valeur de ce symptôme pour établir
le pronostic. Les vomissements noirs peuvent survenir
plus ou moins tardivement au cours de l'affection. Leur
pathogénie est discutée. Le professeur Dieulafoy incri-
mine une ulcération stomacale ; il a relevé un fait dans
lequel on constate l'existence de cette lésion à l'autopsie
d'un sujet opéré pour une appendicite s'étant accompagnée d'hématémèses.

M. Lucas-Championnière pense qu'il s'agit d'une con-
gestion vasculaire des parois du tube digestif de nature
réflexe ou de cause inflammatoire ; sous ces influences, il
se produit une exsudation sanguine au travers des parois
vasculaires sans qu'il soit besoin d'incriminer une ulcéra-

tion : cette opinion est corroborée par la production d'hématémèses à la suite d'un simple toucher vaginal comme M. Lucas-Championnière en a cité un exemple : par sa disparition après l'évacuation des matières contenues dans l'intestin ; enfin, par l'amélioration que peuvent procurer les lavages de l'estomac.

Observation Première

(Due à l'obligeance de M. Sauvage, interne des Hôpitaux de Paris)

Mme X..., 36 ans, hôtelière, entre à l'Hôtel-Dieu, dans le service de M. Lucas-Championnière, le 29 décembre 1900. Fièvre typhoïde à l'âge de 13 ans.

Trois grossesses antérieures n'ont rien présenté de particulier. Les enfants sont venus à terme ; le premier est mort de méningite, à l'âge de 2 ans, les deux autres vivants. Au moment de son entrée la femme est dans le sixième mois d'une quatrième grossesse ; dernières règles du 21 au 23 juin.

La grossesse avait évolué sans incidents autres que de très légères pertes de sang survenant au moment des règles pendant les trois premiers mois, et une exagération de la constipation dont souffre habituellement la malade ; lorsque, brusquement, sans cause apparente, le 21 décembre, vers 1 heure du matin, se produisent des vomissements glaireux bientôt accompagnés de douleurs dans la région épigastrique et le bas-ventre. Ces douleurs, d'abord modérées, augmentent rapidement d'inten-

sité, le corps se couvre de sueurs, on est obligé de trans-
porter la malade dans son lit. Les vomissements cessent,
mais les douleurs continuent, violentes, surtout marquées
dans la fosse iliaque droite. Un médecin appelé fait une
injection de morphine et prescrit l'application de glace
sur le ventre.

Pendant 48 heures, les douleurs persistent avec tous
les caractères du début ; l'ingestion de liquide provoque
des vomissements ; malgré les lavements, il n'y a aucune
évacuation de matières fécales ni de gaz. Le médecin
porte le diagnostic d'appendicite et conseille une opération immédiate. La malade retarde son transport à
l'Hôtel-Dieu jusqu'au lendemain.

Examen au moment de l'entrée au service. Facies grippé,
teinte subictérique des léguments, pouls petit, mais régu-
lier, à 96, température 36º4, état nauséeux. Le ventre ballonné, présente un volume très supérieur à celui qu'il
devrait avoir pour correspondre à l'âge présumé de la
grossesse, il est douloureux dans toute son étendue, mais
plus spécialement dans la région épigastrique et dans la
fosse iliaque droite, sans toutefois qu'on puisse constater
l'existence d'une douleur plus marquée au point de Mac
Burney. Le palper est rendu difficile par l'hyperesthésie et
la tension de la paroi abdominale ; pas d'empâtement per-
ceptible dans la région appendiculaire ; impossibilité de
délimiter le fond de l'utérus. Tympanisme épigastrique ;
pas de modifications appréciables à la percussion dans
la fosse iliaque droite. Au toucher : col perméable ayant
conservé toute sa longueur.

Opération. — Deux heures après l'arrivée de la malade, 61 heures après le début des accidents, M. Bur-

nier fait dans la région de l'appendice une incision de 10 centimètres ; aussitôt que le péritoine est ouvert, il s'écoule une sérosité roussâtre d'odeur fétide, dont la quantité peut être évaluée à deux verres. L'appendice vient faire hernie au travers des lèvres de la plaie ; il est réséqué. Quelques adhérences péritonéales, friables et peu étendues constituent une paroi d'enkystement fort incomplète. Drainage à l'aide de deux gros tubes en caoutchouc mis l'un dans la partie supérieure, l'autre dans la partie inférieure de la plaie, qui est rétrécie par quelques points de suture.

Examen de l'appendice.— Parois congestionnées ; plaques de sphacèle avec perforation de la grosseur d'une tête d'épingle au voisinage de l'extrémité libre. Pas de calcul, pas de corps étrangers dans la cavité, qui est perméable dans toute son étendue.

Avortement. — Début du travail le soir même de l'arrivée à l'hôpital, vers sept heures ; deux piqûres d'un demi-centigramme de morphine chacune ; le travail s'accompagne de vomissements fréquents, d'abord glaireux, puis franchement noirs. Expulsion d'un enfant vivant le lendemain matin à 8 heures ; le placenta tombé dans vagin est extrait avec la main à 9 h. 30.

Les suites immédiates de l'opération sont assez peu satisfaisantes : extrême agitation, sub-ictère ; augmentation de la teinte jaunâtre des téguments, vomissements noirs incessants ; mais le pouls est fort bien frappé à 100. La température ne dépasse pas 37°8, le soir.

Au bout de 36 heures, on constate déjà une amélioration ; la malade peut dormir quelques instants ; néanmoins, les vomissements noirs persistent ; ils sont peu abondants, mais très répétés (deux ou trois fois par jour) et sont une cause de grande fatigue. M. Lucas-Championnière prescrit de faire des lavages d'estomac deux fois par jour avec de l'eau alcaline, jusqu'à ce que le liquide du lavage devienne clair. Ce traitement est appliqué pendant la journée du 28 décembre, et donne les meilleurs résultats.

Le 26 décembre, nouveau lavage dans la matinée ; à partir de ce moment, les vomissements s'espacent de plus en plus, perdent progressivement leur coloration noire et disparaissent complètement le 29 décembre. Leur disparition coïncide avec celle du météorisme abdominal très marqué jusqu'alors, et avec une atténuation d'une diarrhée symptomatique de l'évacuation de l'intestin, dans lequel les matières s'étaient accumulées pendant plusieurs jours après l'opération.

Le sub-ictère a persisté pendant une dizaine de jours après l'intervention ; à aucun moment la température n'a dépassé 38° ; le pouls est resté constamment plein et fort, oscillant entre 90 et 100.

La malade sort guérie le 2 février.

L'enfant, mis dans une couveuse, est mort au bout de trois jours.

L'observation que nous venons de rapporter est intéressante sous plusieurs rapports : elle nous montre qu'une appendicite puerpérale peut évoluer sans élévation de température bien appréciable et même avec hypothermie ; qu'elle peut s'accompagner de vomissements noirs ; qu'il y a des cas dans lesquels les lavages d'estomac peu-

vent avoir sur ces derniers une très heureuse influence ;
enfin, que l'état du pouls reste le meilleur élément d'appréciation lorsqu'il s'agit de déterminer le degré d'infection de la maladie, c'est-à-dire le pronostic. Ajoutons
encore qu'à l'autopsie d'un sujet ayant succombé à une
appendicite très grave, accompagnée d'hématémèses, un
examen soigneux n'a point permis à M. le professeur
Cornil de constater la moindre ulcération stomacale ni
intestinale, bien que le tube digestif fût rempli de sang.

La constipation est de règle au cours de l'appendicite ;
cependant elle peut être remplacée par de la diarrhée,
surtout pendant les premiers jours. L'émission des matières fécales et de gaz peut être absolument nulle, malgré
l'administration de lavements ou de purgatifs intempes-
tifs et dans ce cas l'idée qui s'impose au médecin est
celle d'une occlusion intestinale. Cela se comprend d'autant mieux qu'il existe du météorisme abdominal et des
vomissements alimentaires, bilieux ou hémorragiques. Il
y a là un sujet de confusion sur lequel nous aurons à
revenir à propos du diagnostic, mais qui n'a pas, en
somme, une importance pratique très considérable, puis-
que dans les deux cas l'intervention s'impose.

La douleur est constante au cours de l'appendicite ;
elle disparaît cependant dans les cas où la péritonite est
généralisée. La plupart de ses caractères sont variables.
Tantôt la douleur est sourde et tolérable, tantôt lanci-
nante et extrêmement vive, elle arrache des plaintes aux
malades. Atteignant parfois toute son intensité dès les
premiers moments, la douleur va le plus souvent en
augmentant ; d'abord intermittente, elle devient ensuite
stationnaire, pour atteindre son paroxysme au bout d'un

temps variable. L'élément le plus intéressant de la douleur est sa localisation. Sous ce rapport, on peut distin-
guer plusieurs modalités : la douleur siège exclusivement
dans la fosse iliaque droite ; la douleur a son siège
principal dans cette région, mais il existe des irradiations douloureuses vers l'autre fosse iliaque, vers l'épi-
gastre ou même vers la cuisse ; enfin tout le ventre est
très douloureux, mais il l'est plus particulièrement vers
la fosse iliaque droite. Dans tous ces cas il y a pour le
médecin une indication formelle à se préoccuper de l'état
de l'appendice. Mais il ne faut pas oublier que la douleur peut exister en des points anormaux, ainsi que nous
avons eu l'occasion de le dire.

Les symptômes que nous venons d'énumérer constituent une sorte de cadre général de l'appendicite : en
clinique, ils se groupent pour constituer des formes. Nous
n'avons pas à nous étendre sur les différences qui existent entre ces dernières ; dans l'appendicite puerpérale,
on retrouve les quatre grandes formes cliniques sous
lesquelles peut se présenter l'appendicite non-puer-
pérale :

Appendicite avec péritonite généralisée ;

Appendicite avec foyer suppuratif enkysté péri-appendiculaire ;

Appendicite catarrhale ;

Appendicite à marche chronique.

Quelle que soit l'allure clinique de la maladie, le diagnostic peut être fait par l'existence d'un point douloureux à la pression, dans la fosse iliaque droite, point de
Mac Burney. De plus, la palpation faite à ce niveau, permet de constater une défense musculaire localisée, une

contracture partielle des muscles de la paroi abdominale. Au même endroit, le chatouillement de la peau, avec la pointe d'un crayon par exemple, révèle l'existence d'une hyperesthésie se traduisant par des mouvements réflexes dans la paroi abdominale et dans les régions voisines.

La valeur de l'existence d'une douleur à la pression au point de Mac Burney, pour établir le diagnostic appendicite puerpérale, mérite d'être précisé. Dans certains cas où la douleur est généralisée à tout le ventre la constatation de ce signe est bien difficile; d'autres fois, le point de douleur maxima est haut situé, près du rebord costal, en particulier, dans le cas d'appendice à direction ascendante; il peut exister à gauche (situation anormale de l'appendice dans la fosse iliaque gauche), enfin il peut occuper la région inguinale.

Dans un autre ordre d'idées, une douleur vive au point de Mac Burney n'est point symptomatique d'une lésion appendiculaire ; M. Quénu a rapporté un exemple d'ablation de l'appendice absolument sain, dans un cas où la localisation de la douleur, au point de Mac Burney était indiscutable; d'autres faits du même genre ont été publiés bien que l'absence d'accidents nerveux, chez les opérés, permette d'éliminer « l'appendicite hystérique » dont M. Glautenay, entre autres, a rapporté des cas intéressants; il est permis de supposer qu'il s'agissait alors de véritables névralgies ayant pour siège la paroi abdominale.

Nous insistons sur tous ces faits, parce qu'il est important de se les rappeler lorsqu'on soupçonne une appendicite puerpérale et parce que le médecin ne saurait s'entourer de trop de précautions, lorsqu'il se trouve dans l'obligation de faire faire une laparotomie à une

femme enceinte. Mais leur rareté ne permet que d'apporter une restriction à la formule générale qui, dans la
pratique, guide le diagnostic du médecin ; l'appendicite
puerpérale s'accompagne d'une douleur à la pression au
point de Mac Burney.

Un second signe physique peut venir aider le médecin
à poser le diagnostic d'appendicite : c'est l'existence
d'un empâtement dans la fosse iliaque droite. Il ne nous
appartient pas de discuter la nature de la lésion qui est
la cause de cette sensation. Faut-il incriminer la formation d'adhérences péritonéales et d'un foyer de suppuration péri-appendiculaires, comme le pense la majorité
des auteurs ; faut-il incriminer la contracture de la paroi
comme le fait M. Routier ; ou bien la distension du
cœcum et du côlon ascendant par la présence anormale
de matières fécales durcies, comme le pense M. Lucas
Championière ? Il est permis de penser que toutes ces
opinions sont vraies pour un certain nombre de faits. Ce
qui nous intéresse davantage au point de vue spécial où
nous nous plaçons, de l'appendicite puerpérale, c'est
l'empêchement qu'apporte l'accroissement de l'utérus
gravide devenu organe abdominal, à la sensation d'empâtement dans la fosse iliaque droite. Frænckel a conseillé
pour tourner la difficulté, de faire placer la malade dans
le décubitus latéral gauche ; dans ces conditions, l'utérus
normalement incliné à droite, s'incline à gauche, tandis
que le foyer appendiculaire, le plus souvent limité par
ses adhérences, ne se déplace pas ; il en résulte que par
la percussion on constate l'existence d'une zone de sono-
rité intermédiaire à deux zones de matités, correspon-
dant l'une au foyer péri-appendiculaire, l'autre, à l'utérus

gravide. Frænckel lui-même a été obligé de convenir de
l'infidélité du signe qu'il indiquait ; dans un cas où ce
signe existait très nettement la laparatomie fut pratiquée,
on trouva un ovaire droit atteint de dégénérescence kys-
tique, l'appendice était sain. Il s'en faut cependant que
l'augmentation du volume de l'utérus soit toujours une
condition défavorable pour la constatation d'un empâtement dans la fosse iliaque droite.

Observation II

(Journal of Obstet. Février 1896, p. 253.)

Mme S..., 35 ans, multipare.

Le 30 avril 1895, la malade fit une fausse couche, elle
n'a pas été tout à fait bien depuis lors.

Le 6 août 1895, règles naturelles, l'époque de septembre manque et de ce fait la femme conclut qu'elle est
enceinte.

Le 21 septembre, crise de violentes douleurs dans tout
l'abdomen. Le jour suivant, les douleurs généralisées
disparaissent, mais il persiste une sensibilité marquée et
du gonflement dans la fosse iliaque droite.

Le 23, la malade a des frissons avec élévation de température, écoulement sanguin peu abondant pendant deux
ou trois heures par le vagin ; à partir de ce moment jusqu'à son admission à l'hôpital, la malade garde le lit avec
du gonflement dans la région droite de l'abdomen,
s'étendant au-dessus de l'épine iliaque antéro-supérieure

jusqu'au rebord costal. Un diagnostic de grossesse compliquée d'appendicite aiguë fut porté et la malade fut opérée le 14 novembre.

L'appendice avait cinq pouces de long ; une perforation d'environ un tiers de pouce de diamètre fut découverte vers le bout de l'appendice. En saillie hors de cette perforation existait une concrétion fécale de la taille, de la forme, et de la dureté d'un noyau de prune.

L'appendice fut enlevé et la malade guérit.

Au cours de l'appendicite puerpérale, il est fréquent de trouver le ventre ballonné, météorisé ; il y a du tympanisme dans la région épigastrique ; par suite de l'hypérestésie et de la tension des parois abdominales, il est difficile de délimiter le fond de l'utérus et de se rendre compte de la position de l'enfant. Ce n'est que grâce à la connaissance du volume normal que devrait avoir le ventre pour correspondre à l'âge présumé de la grossesse, qu'on peut apprécier le degré du ballonnement causé par les lésions appendiculaires. Quand on trouve les signes locaux que nous venons d'indiquer joints à l'existence d'une douleur généralisée à l'abdomen on doit penser à l'existence d'une appendicite puerpérale avec péritonite généralisée ; on n'est point en droit de l'affirmer, car les chirurgiens les plus expérimentés affirment que, en dehors de toute intervention, ces symptômes de généralisation peuvent disparaître pour faire place à des signes de péritonite localisée. L'état du pouls est un signe de valeur bien supérieure pour l'appréciation de l'extension de la péritonite.

3

Quand on examine une malade atteinte d'appendicite puerpérale, il ne faut jamais oublier de faire le toucher vaginal, parfois même le toucher rectal. **MM. Poncet, Bouveret, Tuffier** ont insisté sur l'importance de ce précepte. On y a le double intérêt de pouvoir apprécier l'état du col utérin, par conséquent de confirmer ou de rejeter l'idée d'un début de travail et de recueillir des renseignements précieux sur la situation exacte et l'extension d'un foyer purulent. Il y a des appendices bas situés à direction descendante dont les lésions provoquent la formation d'abcès intra-pelviens jusque dans le cul-de-sac de Douglas. De plus, depuis qu'on traite les appendicites puerpérales par la laparatomie, on a reconnu que les abcès péri-appendiculaires peuvent contourner la face postérieure de l'utérus gravide et fuser jusque dans la fosse iliaque gauche, où ils forment une sorte de foyer secondaire qu'il importe d'ouvrir.

En terminant l'étude des symptômes de l'appendicite puerpérale il convient de signaler une méthode d'exploration qui peut rendre de précieux services dans les cas douteux : c'est l'exploration sous chloroforme. Pendant la narcose chloroformique la paroi abdominale perd la contracture de défense qui gêne tant l'exploration de la région appendiculaire à l'état de veille ; on n'a plus à compter qu'avec l'obstacle apporté par l'utérus gravide et on peut par la palpation profonde explorer la fosse iliaque droite où l'existence d'un cordon induré d'un empâtement confirme le diagnostic.

DIAGNOSTIC DE L'APPENDICITE PUERPÉRALE

L'appendicite puerpérale a été souvent confondue avec
d'autres affections. Les douleurs du début, les vomissements, la diarrhée même dans certains cas, ont fait parfois porter le diagnostic d'indigestion ; mais le caractère
transitoire des accidents dus à cette dernière, leur évolution rapide vers la guérison, l'absence de température permettent d'éviter la confusion.

Dans un certain nombre d'observations, les accidents
d'appendicite sont mis sur le compte des vomissements
incoercibles de la grossesse ; mais ceux-ci s'accompa-
gnent de douleurs localisées non point dans la fosse iliaque droite, mais aux attaches du diaphragme ; il y a bien
une accélération du pouls, mais il n'y a pas d'hyperther-
mie comme dans l'appendicite ; contrairement à ce qu'en-
seignait Dubois, l'élévation de température n'apparaît
qu'exceptionnellement et dans la période ultime de la
maladie.

Une erreur de diagnostic trop souvent commise, est la
confusion entre l'appendicite et un début de travail ; cette
erreur est d'autant plus facile que le travail peut se décla-
rer prématurément au cours d'une appendicite ; l'hyper-
thermie, le caractère de fixité et de permanence de la

douleur, au niveau de la fosse iliaque droite, dans l'intervalle des contractions utérines douloureuses, tels sont les deux éléments qui doivent faire penser à la coexistence du travail avec l'appendicite. Lorsque la femme n'est point réellement en travail, l'erreur serait beaucoup moins pardonnable, en raison de l'absence de modifications du col et du caractère indolore des contractions utérines qu'on peut constater dans les derniers mois de la grossesse.

Les douleurs abdominales, les vomissements, la constipation, l'existence de points douloureux à la pression dans la partie droite du ventre se retrouvent dans le cours des coliques hépatiques. Il y a là un point important de diagnostic : d'autant plus que la colique hépatique est bien loin de survenir, au cours de la grossesse, d'une façon aussi exceptionnelle qu'on a voulu le prétendre.

La localisation exacte du maximum de la douleur a une grande importance : le point douloureux cystique est situé plus haut que le point de Max Burney ; mais ce fait n'a pas une valeur absolue ; car dans l'appendicite le maximum de la douleur peut occuper un siège bien plus élevé qu'il n'a l'habitude de le faire. L'ictère n'a pas non plus la valeur d'un signe pathognomonique ; il peut se rencontrer au cours de l'appendicite agissant comme infection générale ; il rentre alors dans la classe de ces ictères infectieux de la grossesse bien étudiés par M. Le Masson dans sa thèse. L'élévation de température et l'accélération du pouls sont en faveur de l'appendicite, mais leur valeur n'est pas absolue : la fièvre peut se retrouver au cours de la colique hépatique (fièvre de résorption). L'existence d'accidents hépatiques dans le

passé pathologique de la malade a une moindre importance. Le diagnostic différentiel entre l'appendicite et les
coliques hépatiques peut être fait à l'aide de ces divers
signes, rarement un seul suffit.

La colique néphrétique peut survenir au cours de la
grossesse.; elle est cependant assez rare : par les accidents qu'elle provoque elle peut être confondue avec
l'appendicite : la localisation exacte de la douleur avec
ses irradiations, l'absence de fièvre, l'attitude des malades, qui, au lieu de rester immobiles, étendues sur le
dos comme dans le cas d'appendicite prennent des posi-
tions diverses dans le but d'atténuer leur douleur, la
cessation brusque des symptômes, l'évacuation de gra-
viers dans l'urine, tels sont les éléments de diagnostic
en faveur d'un accident de lithiase rénale.

Le tympanisme, la douleur abdominale, la température
à marche progressivement croissante, la mobilité des
intestins firent, dans un cas rapporté par Abrahams,
confondre l'appendicite avec la fièvre typhoïde au début.
Cependant, la douleur abdominale n'a au cours de la
fièvre typhoïde, ni localisation, ni l'évolution qu'elle a
dans l'appendicite ; dans cette dernière, la période pro-
dromique avec ses symptômes habituels (céphalée, ver-
tiges, épistaxis, asthénie) manque. L'apparition de taches
rosées lenticulaires, le séro-diagnostic permettent le
diagnostic dans les cas douteux.

Au cours de l'appendicite, l'intensité des troubles digestifs (vomissements, constipation, absence de gaz ren-
dus par l'anus), le ballonnement du ventre uniformément
sonore et peu douloureux, les gargouillements intestinaux,
la perception des contractions intestinales visibles à tra-

vers la paroi abdominale rappellent le tableau classique de l'occlusion intestinale. La température supérieure à la normale dans le cas d'appendicite, inférieure dans le cas d'occlusion, est un élément important mais insuffisant de diagnostic ; on a rapporté des exemples d'appendicite évoluant avec une température de 36°,8. L'existence du point de Mac Burney n'est pas toujours d'une netteté suffisante pour entraîner le diagnostic.

Abrahams a rappelé l'histoire d'une femme enceinte de 6 mois qui éprouva des douleurs sourdes, d'abord, dans l'hypocondre droit, puis dans la fosse iliaque du même côté, et à l'examen de laquelle on distinguait facilement une tumeur séparée de l'utérus gravide ; après la délivrance, la douleur et la tumeur changèrent de place et se manifestèrent au bord inférieur du foie. Il s'agissait d'un rein mobile ; l'existence des symptômes généraux propres à cette dernière affection la fera différencier de l'appendicite : le cas serait un peu plus délicat s'il y a une complication de pyonéphrose.

Le professeur Pinard a rapporté deux exemples de confusion entre l'appendicite et la rupture utérine avec péritonite généralisée. (Communication à l'Académie de Médecine, 6 mars 1900) : « Il faut bien qu'on sache qu'en dehors des traumatismes, l'utérus ne se rompt pas pendant la grossesse. » (Pinard). Pendant le travail, l'état du pouls, la température, l'examen local sont les éléments du diagnostic différentiel. « Quant à la péritonite de la grossesse, dit le professeur Pinard, elle a pu être décrite dans les traités classiques, elle n'existe pas en tant qu'entité morbide essentielle. A l'époque où l'on ne connaissait pas l'appendicite, les femmes mouraient, disait-on, de la péritonite causée par les ruptures d'adhérences ou de causes inconnues ; aujourd'hui, nous ne savons que penser des ruptures d'adhérences et de ses causes inconnues ! »

La rupture d'une grossesse tubaire droite peut en imposer par quelques-uns de ses signes pour une appendicite. On y retrouve le début brusque par une douleur dans la partie droite du bas-ventre, des symptômes de réaction péritonéale, etc. Pour Abrahams, voici quels sont les éléments en faveur d'une grossesse extra-utérine : l'irrégularité de la menstruation, l'absence d'une période menstruelle, le rejet d'une membrane caduque, l'évidence des symptômes hémorragiques (pâleur, pouls, température) ; de plus, par le toucher vaginal on sent avant la rupture la trompe sous la forme d'un tube élargi.

Le diagnostic le plus délicat est celui de la salpingo-ovarite ; il est parfois impossible de différencier cette affection d'avec l'appendicite, à cause de l'incertitude dans laquelle on se trouve au sujet du siège de la tumeur. C'est en effet un des meilleurs signes différentiels et lorsqu'il manque on peut se trouver bien embarrassé : la fièvre, les douleurs, les troubles digestifs pouvant avoir des caractères absolument analogues dans l'annexite et dans l'appendicite au cours de la grossesse ; il n'est point jusqu'au début brusque des accidents qui ne puisse se retrouver dans l'annexite.

Il est classique d'admettre, et le professeur Budin a beaucoup insisté sur ce fait, que l'appendicite se caractérise par une douleur et une tumeur haut situées dans l'abdomen, perceptibles par la pression, au lieu que dans la salpingite c'est surtout par le toucher vaginal

combiné au palper qu'on se rend compte de l'existence
d'une tumeur douloureuse et bas située. M. Doléris, tout
en admettant l'exactitude de ce caractère différentiel, a
attiré l'attention sur le fait suivant : par suite de l'ascen-
sion du fond de l'utérus au cours de la grossesse, les
trompes peuvent contracter des adhérences au-dessus
du petit bassin et la tuméfaction symptomatique de leurs
lésions siège alors en un point dont la localisation est
susceptible d'entraîner une erreur de diagnostic.

Réciproquement, on a signalé une disposition anatomique spéciale de l'appendice qui, long, et surtout à
direction descendante, vient se mettre en contact avec les
annexes droits ; dans ces cas, les lésions étant plus
faciles à percevoir par le toucher vaginal que par la
palpation abdominale, on peut penser à des lésions an-
nexielles. Il y a donc des cas dans lesquels il est bien
difficile de différencier l'appendicite d'avec une salpingite,
en particulier une salpingite droite à pédicule tordu dont
plusieurs cas ont été rapportés au cours de la grossesse.

La bilatéralité des douleurs est un signe important en
faveur de l'annexite, mais il faut tenir compte des faits
suivants : la salpingite peut être unilatérale et, de plus,
M. Richelot a fait remarquer que, dans l'appendicite, la
douleur, tout en restant prédominante à droite, peut exister aussi à gauche. Dans l'appendicite, les douleurs s'irra-
dient dans tout l'abdomen, dans la salpingo-ovarite elles
se dirigent vers les reins et vers les cuisses : on a même
voulu tenir compte de l'attitude de la malade ; dans la
salpingite, l'intensité des douleurs, variant suivant la
position verticale ou horizontale, le décubitus dorsal est

la règle ; dans l'appendicite, les jambes sont fléchies pour relâcher les parois abdominales.

Le degré de constipation varierait dans les deux maladies ; M. Vinay, sur ce fait, dit que, dans l'appendicite, il y a des phénomènes de rétention, d'obstruction qui manquent dans la salpingite.

Dans l'appendicite, le facies trahit la réaction péritonéale ; la voix est faible, les extrémités sont froides, la fièvre est intense, ces symptômes manquent ou apparaissent plus tardivement lorsqu'il s'agit d'une salpingite : l'existence dans les antécédents de la malade de troubles menstruels, d'écoulements purulents ou muco-purulents accompagnés de coliques, dans l'intervalle des règles, le début de ces accidents à la suite d'un avortement, d'une blennorrhagie ou d'un accouchement sont en faveur d'une annexite.

Lorsque l'appendicite survient après l'accouchement, ses symptômes peuvent la faire confondre avec l'infection puerpérale, particulièrement avec une infection à localisation sur la trompe droite. Les éléments du diagnostic sont les mêmes que ceux que nous venons d'énumérer à propos de la distinction entre les deux maladies au cours de la grossesse ; de plus, l'infection puerpérale se révèle généralement par quelques signes qui lui appartiennent plus particulièrement : frissons, écoulement fétide par la vulve, etc.

PRONOSTIC DE L'APPENDICITE PUERPÉRALE

Nous avons discuté longuement, au chapitre de l'étiologie, sur le mécanisme par lequel l'appendicite peut agir sur l'évolution de la grossesse et, inversement, sur l'influence de la grossesse sur l'appendicite. Nous devons maintenant revenir sur ces faits, en nous plaçant au point de vue clinique.

Tout le monde est d'accord pour remarquer la fréquence avec laquelle surviennent l'avortement et l'accouchement prématuré au cours de l'appendicite. Dans les cas où l'enfant est expulsé viable, il est commun de le voir succomber au bout de quelques jours, sans que le plus souvent, on puisse déterminer exactement la cause de sa mort ; mais, parfois, il s'agit d'une véritable septicémie. La constatation du bactérium-coli dans le sang contenu à l'intérieur des vaisseaux du cordon, faite par le professeur Pinard, dans un cas relaté plus haut, nous explique la cause de cette septicémie. Si, d'autre part, on tient compte des inconvénients qui résultent pour l'enfant du fait de son expulsion prématurée, on voit combien le pronostic de l'appendicite puerpérale est grave pour la vitalité et le développement de l'enfant.

Dans la statistique qu'il fit en 1858 le professeur Pinard

trouva une mortalité infantile de 36 0/0 dans les cas
d'appendicite opérés et de 13 0/0 pour les cas non opérés. M. Vinay donne une mortalité iufantile de 40 0/0 ;
M. Bouiller, dans sa thèse, trouve une mortalité infantile
de 47,8 0/0.

Existe-t-il un rapport entre la gravité de l'infection et
celle du pronostic pour l'enfant ? M. Vinay écrit : « la
fréquence de l'avortement est d'autant plus grande que la
forme de l'appendicite est plus sévère ; il y a cependant
des exceptions ; il est ainsi arrivé qu'à la suite de simples
appendicites catarrhales la grossesse a été interrompue,
tandis qu'elle a continué dans des formes suppurées qui
sont cependant plus graves ». Ainsi préséntée, cette opinion semble rigoureusement exacte, elle comporte de la
part du médecin appelé a donner ses soins à une femme
enceinte atteinte d'appendicite, une réserve formelle
quant à la marche de la grossesse et quelle que soit la
gravité de l'infection appendiculaire.

La fréquence inaccoutumée de l'avortement pour une
maladie infectieuse, nous permet de soupçonner que l'appendicite intervient sur l'utérus gravide non seulement par
la toxicité du sang mais aussi par le mécanisme d'une
infection de voisinage, c'est une notion importante qui
apporte un peu de clarté à la pathogénie.

L'appendicite peut revêtir au cours de la grossesse
toutes les formes qu'elle présente en dehors de la gestation, depuis la simple colique appendiculaire jusqu'à la
perforite avec péritonite généralisée ; mais il est un fait
important à retenir, c'est que les formes graves sont
particulièrement fréquentes, aussi l'hypothèse du professeur Dieulafoy mérite-t elle une sérieuse attention :

« le foie peut être adultéré par des toxines appendiculaires... Or chez la femme enceinte le foie est en immi-
nence morbide ; craignez donc que la grossesse ne soit
encore sous ce rapport un facteur de gravité. » Peut-être
de nouvelles recherches nous donneront-elles la preuve
anatomique de l'existence de ces lésions hépatiques bien
probables, étant donnés leur fréquence et leur importance
au cours d'une autre intoxication : l'auto-intoxication
gravidique.

Il est permis, cependant, de supposer que là n'est pas
seulement la raison de la gravité de l'appendicite puerpérale en ce qui concerne la vie de la mère et qu'il faut
faire intervenir en certains cas des causes locales. En
revenant sur lui-même après l'expulsion du fœtus et du
placenta, l'utérus peut provoquer la rupture d'adhérences formées autour d'un foyer péri-appendiculaire et
causer la contamination de la grande cavité péritonéale.
De même, la présence d'une suppuration au voisinage de
l'utérus favorise l'infection de ce dernier. Dans une
observation de M. Bouveret de Lyon, la femme faillit
succomber à une infection puerpérale malgré toutes les
précautions antiseptiques prises pendant le travail. Dans
un de ses cas, M. Vinay signale l'apparition d'une métrite
peu de temps après l'accouchement.

En résumé, le pronostic de l'appendicite puerpérale,
toujours très sérieux, aussi bien pour la mère que pour
l'enfant, dépend surtout de deux faits : l'intensité de l'infection générale et le traitement. L'intensité de l'infection
se révèle par des signes cliniques qu'il faut bien connaître : en première ligne, nous mettrons les caractères
du pouls, rapide, petit, irrégulier dans les cas graves,

et nous attacherons également beaucoup d'importance aux vomissements noirs, à l'ictère et aux troubles uri-naires (oligurie, albuminurie, urobilinurie).

L'avortement a une valeur pronostique moindre que dans les maladies infectieuses en général, à cause du voisinage de l'utérus et du foyer infecté. L'intensité de l'infection a une valeur pronostique non seulement pour la mère, mais aussi pour l'enfant, bien qu'à un degré moindre.

Le mode de traitement a une valeur pronostique au moins égale, nous dirions volontiers supérieure à celle du degré d'infection ; les cas les plus sérieux peuvent guérir sous l'influence d'un traitement précoce et approprié. La meilleure preuve de l'influence du traitement précoce sur l'issue de la maladie, nous est fournie par les statistiques du professeur Pinard.

Pour les cas opérés, la mortalité est de 25 p. 0/0 pour les péritonites enkystées ; 62 p. 0/0 pour les péri-tonites généralisées.

TRAITEMENT DE L'APPENDICITE PUERPÉRALE

« Le traitement médical de l'appendicite n'existe pas »,
dit le professeur Dieulafoy ; jusque dans ces derniers
temps, l'intervention immédiate a été la règle aussitôt le
diagnostic posé ; mais une réaction tend à se faire et il
faut d'autant plus en tenir compte qu'elle vient de chirurgiens qui ont été de bonne heure des interventionnistes
hardis et qui ont une grande expérience de l'appendicite.
M. Jalaguier affirme qu'il vaut mieux, à moins d'indication urgente, opérer l'appendicite à froid. Nous ne men-
tionnerions point cette tendance si elle ne s'était également
manifestée à propos du traitement de l'appendicite
puerpérale ; Frænkel a écrit : « Si l'on en est à la première attaque d'appendicite avec symptômes bénins, il
faut faire le traitement médical ; en cas de récidive il faut
opérer même quand la récidive s'annonce avec des appa-
rences bénignes ». Abrahams, lui-même, semble admettre
la possibilité d'un traitement médical, puisqu'il énumère
soigneusement les indications opératoires ; ces médica-
tions sont pour lui les suivantes :

1° Dans l'appendicite aiguë perforante il faut opérer
dans les douze premières heures ;

2° L'état du pouls est important à considérer ; quand

il est rapide (116 à 120) il y a indication à opérer ; cette rapidité du pouls est un indice d'autant plus précieux qu'elle concorde moins avec la température ;

3° Dans les cas douteux il vaut mieux opérer qu'attendre ; la crainte d'interrompre la grossesse ne doit pas arrêter l'opérateur ; car les exemples de laparatomie faite pendant la grossesse, sans que cette dernière ait été interrompue, sont aujourd'hui nombreux ;

4° Il y a lieu d'opérer dans les cas où une appendicite chronique de date ancienne donne lieu à une poussée même si l'attaque est légère et même si elle a lieu au début de la grossesse ; la laparatomie est alors aisée et supprime le danger d'attaques ultérieures au cours desquelles, la grossesse étant plus avancée, l'intervention serait moins facile.

Le professeur Pinard pose comme principe absolu : « Toute appendicite diagnostiquée pendant la grossesse commande l'intervention ». De même le professeur Dieulafoy écrit : « non puerpérale ou puerpérale, l'appendicite doit être opérée sans retard ».

Est-ce à dire que le traitement médical ne peut amener la guérison ? Certainement non ; il est facile de trouver dans la littérature médicale un assez grand nombre d'observations dans lesquelles le repos, la glace et l'opium ont contribué à la guérison ; mais ce n'est qu'une partie de la question ; il s'agirait de démontrer que le traitement chirurgical n'aurait point sauvé la vie de la mère et de l'enfant dans des cas où des malades traitées médicalement, ont succombé et inversement que des malades traitées chirurgicalement auraient aussi bien guéri sous l'influence d'un traitement médical. Or, en prenant les

cas les plus graves, ceux dans lesquels il y avait péritonite généralisée, on trouve une mortalité maternelle de
100 0/0 par le traitement médical et de 62 0/0 (Pinard)
par le traitement chirurgical. On pourra objecter que si
le traitement chirurgical est sans contredit le seul traitement efficace dans les cas de péritonite généralisée, il
ne semble point démontré qu'il le soit aussi pour des cas
de moindre gravité, pour les péritonites enkystées par
exemple.

Nous devons faire remarquer que si l'intervention chirurgicale peut être discutée lorsqu'il s'agit de suppura-
ration péri-appendiculaire, survenant en dehors de la
grossesse, il ne saurait en être ainsi pour la même complication survenant pendant la grossesse ou le post-
partum : du fait de la grossesse, l'appendicite revêt une
gravité indiscutable, nous y avons longuement insisté
(état du foie, infection utérine, etc.); de plus, et c'est là
un point important, il y a lieu d'évacuer un foyer purulent
dont l'existence met en jeu la vie de l'enfant, quel que
soit le mécanisme pathogénique invoqué. A degré égal
d'étendue et de septicité, un abcès péri-appendiculaire
est beaucoup plus grave chez une femme enceinte qu'il
ne l'est en dehors de la puerpéralité ; de plus, la vie de
l'enfant est compromise, et cette dernière raison suffirait
à elle seule pour nous dicter notre conduite, car l'évacuation d'un foyer purulent ne constitue pas un danger
bien considérable pour la mère, il y aurait lieu d'y pro-
céder même si cette dernière ne devait pas en retirer le
bénéfice qu'elle en retire en réalité.

Mais pour avoir toute son efficacité, le traitement chirurgical doit être fait aussitôt que le diagnostic d'appen-

dicite est posé ; il ne faut point attendre l'évolution de la maladie ; celle-ci peut s'aggraver en peu de temps au point de rendre toute intervention chirurgicale sinon inutile, du moins, beaucoup moins favorable quant à ses résultats pour la vie de la mère et de l'enfant.

Il ne faut point se contenter de surveiller la malade, quitte à intervenir si des symptômes graves apparaissent, parce que pendant toute la durée de l'attente l'infection progresse et provoque soit la mort de l'enfant, soit son expulsion prématurée. Il ne faut même point retarder l'opération sous le prétexte cependant plausible, en apparence, que la gravité des symptômes s'atténue ; le professeur Dieulafoy a beaucoup insisté sur ces « accalmies traîtresses », trop souvent prémonitoires d'une terminaison rapidement fatale.

Les cas les plus graves eux-mêmes ne doivent point demeurer en dehors de la limite d'action du chirurgien ; on assiste parfois à de véritables résurrections. M. Segond a obtenu un grand succès dans un cas véritablement désespéré.

L'apparition d'une crise aiguë survenant à l'occasion de la grossesse au cours d'une appendicite chronique est une indication formelle à l'opération.

La technique de l'opération ne nous arrêtera pas : elle est dans ses grandes lignes la même que celle indiquée pour l'opération faite en dehors de la grossesse; cependant il y a intérêt à préférer les incisions externes aux incisions internes ; on arrive plus directement sur l'appendice refoulé par l'utérus gravide.

Une disposition particulière mérite l'attention : le pus peut fuser en arrière de l'utérus et gagner la fosse iliaque gauche. De même que dans le cas de péritonite généralisée il faut faire une contre-ouverture dans la fosse iliaque gauche.

Le traitement chirurgical doit être complété par l'application de mesures thérapeutiques ayant pour but de soutenir les forces du malade, de calmer les douleurs, etc..... Nous ne parlerons que du traitement obstétrical que pour le rejeter comme nous l'avons fait pour le traitement médical, et nous rejetterons donc l'opinion des médecins qui veulent, pour cure d'appendicite, provoquer l'avortement ou l'accouchement (Munde). Que pourrait-on reprocher au seul traitement que nous admettions, le traitement chirurgical? De provoquer l'avortement en tant qu'acte opératoire. Mais il y a longtemps qu'on a montré l'innocuité d'opération sur des régions encore bien plus en rapport avec l'utérus, telle que celle des annexes, et l'opération est au contraire le meilleur moyen d'éviter l'avortement. D'exposer à une intervention inutile par suite d'une erreur de diagnostic? Le reproche est justifié, mais il a bien rarement à être fait, et d'ailleurs l'affection avec laquelle on a confondu l'appendicite est le plus souvent justiciable, elle aussi, d'une intervention.

Une difficulté avec laquelle il faut compter est l'opposition qu'on rencontre de la part des malades et de leur famille à toute idée d'intervention; c'est affaire de la part du médecin de persuasion et d'autorité.

CONCLUSIONS

1° L'appendicite est une complication de la grossesse dont la fréquence doit attirer l'attention des praticiens.

2° L'appendicite survenant chez une femme enceinte met sa vie en danger et compromet l'existence de l'enfant.

3° L'appendicite puerpérale s'accompagne fréquemment de symptômes d'infection générale (sub-ictère, hématémèses).

4° La symptomatologie de l'appendicite puerpéral rappelle celle de l'appendicite non puerpérale ; son diagnostic est ordinairement facile.

5° Le pronostic de l'appendicite puerpérale dépend, pour une large part, du traitement employé.

6° Le traitement chirurgical est le seul applicable ; il doit être employé dans tous les cas et d'une façon précoce.

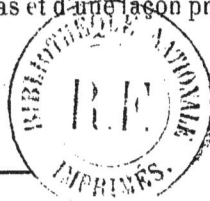

INDEX BIBLIOGRAPHIQUE

DIEULAFOY. — *Journal de Médecine et Chirurgie*, 1898, p. 922.
— Cliniques de l'Hôtel-Dieu, 1897-1898

BOUILLIER. — Thèse de Lyon, 1897.

JARCA. — Thèse de Paris, 1898.

VINAY. — *Lyon Médical*, 2 janvier 1898.

LEGENDRE. — *Journal d'Obstétrique et de Pédiatrie*, juillet 1897.

TUFFIER. — *Journal d'Obstétrique et de Pédiatrie*, juillet 1897.

PAUL-E. MUNDÉ. — *Medical Record*, 1er décembre 1894.
— *The Medical News* (New-York), n° 20, 15 mai 1897.

PINARD. — Communic. à l'Académie de Médecine, 22 mars 1898.
— — — 16 févr. 1897.
— — — 1900.

POWLER. — *Ann. of surgery*, january 1894, p. 46.

MORRIS R. F. — *Medical Record*, 26 septembre 1896.

HOWARD CRUTCHER. — *Medical Record*, 5 décembre 1896.

FIEUX. — Appendicite pendant les suites de couches (*Revue mensuelle de Gynécologie, d'Obstétrique et de Pédiatrie de Bordeaux*, 1er juin 1891, p. 265. Société de Gynécologie, d'Obstétrique et de Pédiatrie de Paris, mai 1899.

PORAK et SCHWARTZ. — Société d'Obstétrique, de Gynécologie et de Pédiatrie de Paris, mai 1899.

BOUILLY. — Société de Gynécologie et de Pédiatrie de Paris, mai 1899.

FRAENCKEL. — Sammlung klinische votrage, Leipzig, 1898.

MILNER. — De l'appendicite, 1900.

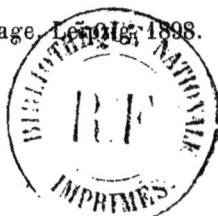

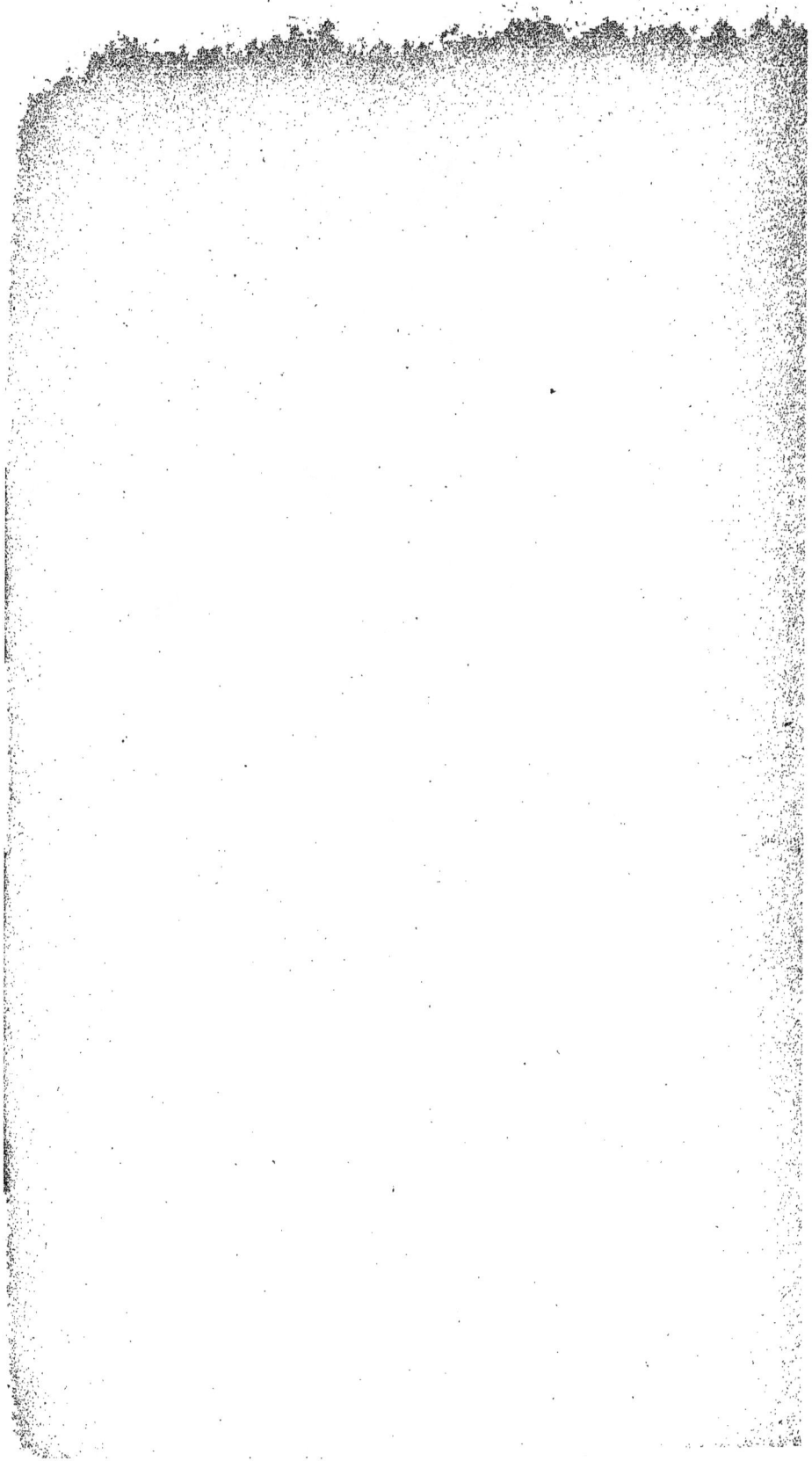